El Poder Curativo de la Arcilla

Salud y belleza natural con una
técnica milenaria al alcance de todos

Si este libro le ha interesado y desea que lo mantengamos
informado de nuestras publicaciones, puede escribirnos a
comunicacion@editorialsirio.com,
o bien suscribirse a nuestro boletín de novedades en:
www.editorialsirio.com

La información contenida en este libro se basa en las investigaciones y experiencias personales y profesionales del autor y no debe utilizarse como sustituto de una consulta médica. Cualquier intento de diagnóstico o tratamiento deberá realizarse bajo la dirección de un profesional de la salud.

La editorial no aboga por el uso de ningún protocolo de salud en particular, pero cree que la información contenida en este libro debe estar a disposición del público. La editorial y el autor no se hacen responsables de cualquier reacción adversa o consecuencia producidas como resultado de la puesta en práctica de las sugerencias, fórmulas o procedimientos expuestos en este libro. En caso de que el lector tenga alguna pregunta relacionada con la idoneidad de alguno de los procedimientos o tratamientos mencionados, tanto el autor como la editorial recomiendan encarecidamente consultar con un profesional de la salud.

Título original: Les vertus de l'argile: beauté, soins, jardin
Traducido del francés por Mª Carmen García Bernabeu
Diseño de portada: Editorial Sirio, S.A.

© de la edición original
2013 Éditions Grancher

© de la presente edición
EDITORIAL SIRIO, S.A.

EDITORIAL SIRIO, S.A.	NIRVANA LIBROS S.A. DE C.V.	DISTRIBUCIONES DEL FUTURO
C/ Rosa de los Vientos, 64	Camino a Minas, 501	Paseo Colón 221, piso 6
Pol. Ind. El Viso	Bodega nº 8,	C1063ACC
29006-Málaga	Col. Lomas de Becerra	Buenos Aires
España	Del.: Alvaro Obregón	(Argentina)
	México D.F., 01280	

www.editorialsirio.com
sirio@editorialsirio.com

I.S.B.N.: 978-84-16579-19-8
Depósito Legal: MA-1404-2016

Impreso en Imagraf Impresores, S. A.
c/ Nabucco, 14 D - Pol. Alameda
29006 - Málaga

Impreso en España

Puedes seguirnos en Facebook, Twitter, YouTube e Instagram.

Cualquier forma de reproducción, distribución, comunicación pública o transformación de esta obra solo puede ser realizada con la autorización de sus titulares, salvo excepción prevista por la ley. Diríjase a CEDRO (Centro Español de Derechos Reprográficos, www.cedro.org) si necesita fotocopiar o escanear algún fragmento de esta obra.

Etienne Michel

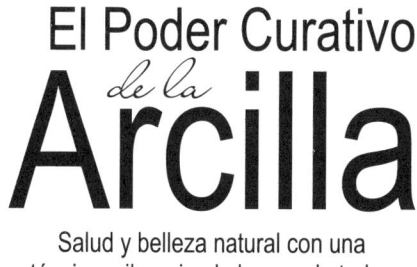

El Poder Curativo de la Arcilla

Salud y belleza natural con una
técnica milenaria al alcance de todos

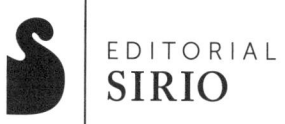

Editorial SIRIO

Con arcilla se moldea un recipiente, pero es precisamente el espacio que no contiene arcilla el que utilizamos como recipiente.

Lao Tse

Al principio Dios dio a cada uno un bol de arcilla; es en ese bol de arcilla donde cada día nos bebemos la vida.

Proverbio hindú

El tiempo presente es semejante a la masa de arcilla; el tiempo pasado, al polvo, y el tiempo futuro, al cántaro.

Nagajurna

INTRODUCCIÓN

UN POCO DE HISTORIA

Tres mil años antes de Jesucristo, los egipcios utilizaban la arcilla para momificar los cuerpos. A partir de la era cristiana, en la tierra de Lemnos (isla griega del mar Egeo) se empleaba por sus propiedades curativas.

En su célebre obra *Historia Natural*, Plinio el Viejo ya hablaba de una tierra blanca que, lavada y secada al sol, y mezclada con el trigo, usaban los romanos como alimento. Esta tierra se encontraba sobre todo en los alrededores de Nápoles.

En la Antigüedad, muchos médicos (entre ellos Avicena y Galeno) narraron las espectaculares curaciones que obtuvieron gracias a esta tierra.

Incluso se enviaban a países lejanos barcos cargados por completo de arcilla empaquetada y con sello de garantía.

En sus relatos de viajes, Marco Polo contaba que los peregrinos que visitaban la ciudad santa de Niabar a menudo estaban expuestos a fuertes fiebres, por malaria o paludismo, y se curaban al ingerir la tierra roja del lago que estaba situado cerca de esta ciudad.

En África, se ha comprobado que los elefantes recorren largos trayectos para consumir una tierra blanca fosfatada que necesitan para su equilibrio.

Durante la Gran Guerra (1914-1918), los soldados franceses resistían mejor la disentería que los ingleses porque añadían arcilla a la mostaza.

Desde Hipócrates, pasando por Luis XIV,[1] hasta nuestros días, el empleo de la arcilla, tanto en uso externo como interno, ha sido bastante corriente.

El sacerdote Kneipp escribió en su libro *Mi testamento dedicado a sanos y enfermos*:

> Desde mi infancia, he oído decir, y he visto, que los campesinos alivian con cataplasmas de arcilla a sus animales enfermos. Si funciona con los animales, ¿no podría ser efectiva también para el organismo humano?
>
> He comprobado personalmente que se pueden acelerar y ralentizar, tanto en los hombres como en los animales, las consecuencias desagradables de los golpes y de los aplastamientos, así como de las úlceras infectadas e incluso de la fiebre.
>
> A fuerza de experiencia, mis conocimientos sobre las propiedades de la arcilla se ampliaron, y he descubierto que para muchas dolencias ningún otro remedio actúa tan rápido y con tanta facilidad como esta tierra.

Numerosos personajes conocidos utilizaban la arcilla con fines medicinales. Entre ellos, Louis Kuhne en su sanatorio de Leipzig o incluso el padre Garofalo, que curaba a sus feligreses

---

1. Tras una comida copiosa, utilizaba la arcilla como desintoxicante.

prescribiéndoles píldoras de arcilla, y hasta Gandhi, que predicó durante mucho tiempo sus virtudes.

En muchos países como Suiza o Alemania, la arcilla se utiliza en la medicina oficial. En Francia, es reconocida por todos los fitoterapeutas y naturópatas, pero también por la medicina tradicional que ha comprobado sus virtudes curativas.

Se ha revelado como un excelente medicamento contra los dolores de cabeza y de espalda, las inflamaciones, los abscesos, las intoxicaciones y los esguinces.

Gracias a sus propiedades bactericidas y absorbentes, la arcilla puede filtrar en gran parte el agua del grifo, eliminando el sabor a cloro y una parte de sus metales pesados.

Si hay una carencia, la arcilla la subsana. Si algún órgano funciona de manera deficiente, la arcilla lo estimula hasta que la función se normaliza.

Además, favorece la transformación y la asimilación de los elementos nutritivos de nuestra alimentación, fijando los minerales que, normalmente, se eliminan por medio de la orina o de las heces. Ahora bien, para que se dé este proceso es imprescindible que el tratamiento vaya acompañado de una alimentación sana a base de productos no tratados que conserven al máximo sus vitaminas y sus oligoelementos, y que dichos productos se sometan a formas de cocción no agresivas, como al vapor o a baja temperatura.

Remedio natural, la arcilla regula el metabolismo, refuerza un buen número de órganos, protege contra agresiones externas y ralentiza el proceso de envejecimiento.

En un tratamiento de larga duración, una cucharadita de café al día para los adultos y media para los niños es más que suficiente.

Nunca olvides que la arcilla no es un remedio inocuo. En caso de un tratamiento de media o larga duración, la primera cura tiene que durar tres semanas, seguida de una semana de descanso, y a continuación se reanudará el ritmo, alternando una semana con arcilla y una semana sin ella.

El objetivo de esta cura es drenar el organismo:

1. La noche anterior, llena con agua mineral las tres cuartas partes de un vaso y añade una cucharadita (de las de café) de arcilla verde muy fina. Déjalo reposar toda la noche, y al día siguiente, en ayunas, bebe el agua arcillosa, teniendo mucho cuidado de no ingerir el poso de arcilla del fondo. De este modo, tu organismo se acostumbrará a los minerales que contiene la arcilla.
2. Realiza este ritual durante una semana.
3. La segunda y tercera semana, beberás todo el preparado (incluyendo la arcilla que queda en el fondo).
4. Descansa una semana.
5. Reanuda la cura bebiendo todo el contenido del vaso.

Antes de empezar una cura de arcilla es necesario que hables con tu médico, ya que si padeces, por ejemplo, hipertensión, te la desaconsejará o incluso te la prohibirá.

PROPIEDADES DE LA ARCILLA

- » Antisépticas: es un antiséptico natural y además acelera la cicatrización gracias al silicato de aluminio que contiene.
- » Analgésicas: alivia los dolores.
- » Mineralizantes: gracias a sus sales minerales.

- » Desinfectantes: gracias a su poder de drenaje.
- » Antimicóticas: combate hongos de tipo parasitario.
- » Bactericidas, hemostáticas: es un antibiótico natural y frena las hemorragias.
- » Antitóxicas: protege la mucosa gastrointestinal.
- » Absorbentes: elimina los gases y los olores. Actúa como el carbón activado.
- » Estimulantes y regeneradoras de nuestras células.
- » Antiinflamatorias y descontracturantes.

LOS DIFERENTES TIPOS DE ARCILLA

La arcilla es un producto natural, barato y capaz de aliviar muchos dolores. La que se utiliza habitualmente en los países occidentales es la arcilla verde illita, pero también existen arcillas amarillas, rojas, blancas, grises y azules, según las regiones de las que se extraigan, pero sobre todo en función de los componentes que las caractericen y sus porcentajes.

Los dos minerales principales que componen la arcilla verde son el sílice (50%) y el aluminio (14%); además contiene magnesio, calcio, sodio, potasio, selenio, fósforo, hierro, cobre, zinc, cobalto, manganeso y cal.

Arcilla blanca (caolinita): rica en sílice (48%) y en aluminio (36%). Es más pobre en oligoelementos que la arcilla verde, pero el organismo la puede tolerar mejor. Remineraliza y ayuda a deshacerse de las toxinas. Excelente protectora de la mucosa gastrointestinal. Posee propiedades antiinflamatorias, limpia y favorece la cicatrización. Es específica para las pieles sensibles, y también se utiliza en mascarillas capilares para fortalecer los cabellos secos y finos.

Arcilla azul: contiene gran cantidad de sílice (56,8%), y aluminio (18,7%). Es difícil de encontrar (se halla sobre todo en Canadá) y es más rica en hierro que las otras arcillas (4,9%). Contiene nitrógeno, silicio, calcio, magnesio, potasio, aluminio y radio. Es apta para atenuar los dolores. Favorece la cicatrización de las heridas externas. Oxigena las células, limpia la piel de toxinas y le devuelve la luminosidad al rostro.

Arcilla gris: su color se debe en parte al carbono orgánico no oxidado. En uso interno, se tiene que utilizar con precaución, ya que puede ocasionar trastornos fisiológicos. Se aconseja, más bien, para uso externo. Se trata de una arcilla volcánica rica en hierro, sílice, magnesio, aluminio, potasio, sodio, calcio y muchos oligoelementos. Calmante para todo el cuerpo, ¡desde la coronilla hasta la planta de los pies!

Arcilla amarilla: se la encuentra en el mismo tipo de suelo que la arcilla roja. Es rica en sílice (48%) y en sales minerales (48,5%), así como en manganeso. Está indicada para los problemas óseos, la fatiga y el tratamiento cosmético de las pieles maduras, normales y grasas. Fortalece los cabellos finos y frágiles. Es estimulante y tonificante. Sus propiedades ayudan a la piel a deshacerse de las impurezas. Atenúa los dolores musculares y la inflamación debida a reumatismos.

Arcilla rosa: no es una arcilla propiamente dicha, sino una mezcla de arcilla roja y blanca. Posee propiedades calmantes para las pieles sensibles. Es cicatrizante y absorbente. También se utiliza para las pieles deshidratadas y como talco para los bebés. Uso exclusivo para tratamientos estéticos.

Arcilla roja: rica en óxidos de hierro (0,55%, de ahí su color). A diferencia de la arcilla verde, no contiene manganeso y su cantidad en sales minerales es más débil. También es más grasa pero poco absorbente. Mejora la circulación sanguínea de los vasos capilares; por consiguiente, es excelente para la piel y más en particular para las pieles normales, secas y sensibles, así como para el cabello. Calma las irritaciones, los picores y las rojeces cutáneas. Mitiga los dolores musculares y los hematomas y, utilizada como sales de baño, tonifica el organismo. Está especialmente indicada para quienes sufren déficit de hierro, pero debido a su alto contenido en sílice es importante beber solo el agua arcillosa; el poso de arcilla tiene que permanecer en el fondo del vaso.

Arcilla verde: es rica en sílice (50,8%) así como en aluminio (14%). Se trata de la variedad más difundida, debido a sus múltiples propiedades: remineralizantes, cicatrizantes, diuréticas, reequilibrantes, estimulantes, absorbentes, antiinflamatorias, antisépticas y regenerativas. Especial para pieles más bien grasas ya que regula el exceso de sebo.

FORMAS DE PRESENTACIÓN
- » Polvo en paquetes.
- » Pasta lista para el empleo en un tubo.
- » Botes de pasta de arcilla verde.
- » Terrones en bolsas.
- » Cápsulas de arcilla verde.
- » Grageas.

EL PODER CURATIVO DE LA ARCILLA

TIPOS DE ARCILLA	PIEL	APARATO RESPIRATORIO	APARATO DIGESTIVO	OTROS
Verde illita	Abscesos, cicatrices, quemaduras, verrugas, eczemas, forúnculos	Anginas, reuma, bronquitis, otitis, rinofaringitis	Aerofagia, diarreas, colitis, úlceras, hemorroides, lombrices	Anemia, desmineralización, esguince, artritis, artrosis, reumatismos, tendinitis, multifunciones
Verde ontmorillonita	Acné, piel grasa, ántrax, afta, postillas, fisura anal, hemorroides	Anginas, asma, bronquitis, sinusitis	Hígado, vesícula biliar	Otitis, reglas dolorosas o irregulares
Blanca (caolinita)	Piel seca y frágil, abscesos, alopecia, quemaduras, cicatrices, cuperosis	Bronquitis	Infección intestinal, intoxicación alimenticia, hiperacidez, aerofagia	Anemia, angustia, anorexia, contractura muscular
Roja	Cuperosis, hematomas, acné, abscesos, celulitis, contusiones, herpes, postillas, eczema, eritema, grietas	Bronquitis	Problemas hepáticos	Dolores musculares, aftas, piernas pesadas, fatiga extrema, gingivitis
Amarilla	Piel madura, cabellos finos, abscesos (pecho), cicatrices, herpes, cardenales, eczema, gangrena, urticaria		Gases, enteritis	Anorexia, conjuntivitis, afta, artritis, artrosis, desgarro muscular, mordeduras, infección (herida)
Azul	Sanea la piel seca y regula la piel grasa, heridas externas, eczemas, hematomas, contusiones, urticaria	Bronquitis, sinusitis		Artrosis, artritis, anemia, fatiga extrema, calambres, descalcificación, esguince, tendinitis, neuralgia, ciática
Rosa	Piel fina y sensible, acné, rojeces, postillas, afecciones cutáneas, eczemas, eritema			Circulación linfática

Recomiendo complementar con la práctica de fitoterapia (plantas, aceites esenciales) el tratamiento de cualquiera de las dolencias mencionadas en el cuadro.

EMPLEO

Puedes adquirir arcilla en cualquiera de sus formas en algunas farmacias, en tiendas de productos naturales y dietéticos o en Internet.

Es aconsejable utilizar la arcilla verde para los tratamientos externos y la blanca o gris para los tratamientos internos.

Para los tratamientos externos el tiempo de aplicación medio es de dos horas, al término de las cuales se sentirá en la zona tratada una sensación de frescor o, por el contrario, quemazón. En todos los casos, después del tratamiento sobreviene un golpe de cansancio, por lo que es recomendable reposar unos momentos.

Las compresas frías proporcionan una sensación de frescor inmediato y las tibias o calientes sirven para revitalizar los órganos (hígado, riñones, etc.).

Uso externo
Cataplasma

Para realizar una cataplasma basta con procurarse un trozo de tejido de algodón, de seda o, mejor, de lana, que cortarás teniendo en cuenta que las medidas del retal deben sobrepasar en dos o tres centímetros el contorno de la zona afectada.

En la cataplasma se recomienda un grosor de dos a tres centímetros como máximo, para que tenga un verdadero poder absorbente sin que la arcilla se seque demasiado rápido. Sin embargo, si la zona que hay que tratar está cerca de ciertos órganos, como los riñones, la vejiga, etc., el espesor de la cataplasma será más fino.

No debes utilizar nunca utensilios metálicos o de plástico. Lo mejor es usar recipientes de gres, de terracota, porcelana, madrea, cristal..., así como una cuchara o espátula de madera para efectuar la mezcla.

Mezcla la arcilla con agua mineral (o de manantial), hasta obtener una pasta que tenga la consistencia de un puré. Si utilizas con frecuencia la arcilla en esta forma, puedes prepararla con antelación y guardarla en un lugar protegido del calor dentro de un bote hermético. Este es el modo de aplicación:

1. Con la ayuda de una espátula de madera extiende sobre el tejido una capa de pasta.
2. Cubre con ello la zona que hay que tratar y envuélvelo todo con una venda.
3. Si la persona afectada debe permanecer inmóvil, es importante taparla con una manta de lana.

En caso de que en la zona haya cabello o vello abundante, coloca entre la cataplasma y la piel un trozo de gasa doblado.

En general, excepto contraindicaciones, la cataplasma se dejará entre una y dos horas, hasta que el paciente sienta picores en la parte tratada. En ese momento habrá que quitarla y retirar el exceso de arcilla pegada a la piel con un paño empapado con agua caliente.

> ¡Cuidado! Nunca reutilices la arcilla, ya que está impregnada con el mal que ha tratado.

Si la arcilla se calienta, entonces hay que retirar la cataplasma. De hecho, si se ha utilizado para tratar una inflamación, fiebre, etc., el hecho de que se caliente significa que ha absorbido el mal. Hay que quitar la cataplasma y poner otra si fuera necesario.

En caso de quemaduras, puedes aplicar tres cataplasmas sucesivas que dejarás actuar, por ejemplo, de diez a quince minutos la primera, de treinta a cuarenta y cinco minutos la segunda y de una hora a una hora y media aproximadamente la última.

Una cataplasma arcillosa se puede aplicar tanto fría, como tibia o caliente. En este último caso, será preferible calentarla al baño maría para evitar que «se cueza», lo que la inutilizaría por completo.

Compresa

Se utiliza cuando es imposible aplicar una cataplasma; por ejemplo, para tratar heridas superficiales en las extremidades.

En una ensaladera, vierte tres medidas de agua, una medida de zumo de limón (o de vinagre) y unas cucharadas soperas de arcilla (teniendo en cuenta que la mezcla ha de quedar líquida). Para su aplicación debes hacer lo siguiente:

1. Deja reposar unas horas, el tiempo necesario para que la arcilla se disuelva totalmente.
2. Remueve el preparado con una cuchara de madera de manera que obtengas una mezcla bastante clara en la que empaparás el trozo de tejido que hace las veces de compresa.
3. Escúrrelo para evitar que gotee.

4. Dobla la compresa por la mitad y aplícala sobre la parte que hay que tratar durante veinte o treinta minutos aproximadamente. Si fuera necesario, fíjala con la ayuda de una venda, como si se tratase de una cataplasma.

Envoltura

Receta del abad Kneipp:

1. Sumerge una camisa de algodón en un baño de agua arcillosa (3 litros de agua para 250 g de arcilla en polvo). No olvides escurrirla ligeramente antes de ponerla sobre la piel.
2. Añade encima otra camisa seca, también de algodón; después envuélvete con una manta de lana.
3. Permanece bien caliente durante una hora.

Repite la operación dos veces por semana como máximo. También puedes conseguir en tiendas especializadas vendas de arcilla, cataplasmas listas para usar y arcilla en tubo.

Baños

Los baños se recomiendan para suavizar y tonificar la epidermis, pero también para calmar o estimular el organismo, adelgazar y tratar problemas de circulación.

Baño relajante
- » 1 paquete de arcilla roja
- » 50 g de flores de valeriana
- » 200 g de hojas de olivo
- » 200 g de flores de espino blanco

Haz una infusión con todos los componentes y añádela al agua de la bañera, que deberá estar a una temperatura de 38º. Duración del baño: trcinta minutos.

Baño tonificante
- » 350 g de arcilla roja
- » 300 g de una mezcla de tomillo y romero

Procede como para el baño «relajante», pero no sobrepases los veinte minutos.

Baño adelgazante
- » 2 paquetes de arcilla roja
- » 125 g de polvo de flores de ulmaria
- » 100 g de polvo de hiedra

En un baño a 38º, vierte la infusión (que habrá reposado previamente veinte minutos). Duración del baño: treinta minutos.

Al salir, envuélvete en una toalla o un albornoz muy caliente para activar la sudoración y permanece acostado treinta minutos. Después, aplica un chorro de agua muy fría sobre las zonas que hay que tratar.

Puedes repetir este baño dos veces por semana.

PRECAUCIONES

- » Una sola aplicación cada vez y dos aplicaciones al día como máximo, espaciadas por lo menos cuatro horas.
- » No reutilizar nunca cataplasmas o compresas; lavar las telas con agua mineral (o de manantial) tibia.
- » No aplicar a las mujeres embarazadas o que sufran problemas uterinos.
- » No aplicar arcilla fría sobre el vientre durante la regla.
- » En caso de que se aplique sobre el vientre, los riñones o los pulmones, debe hacerse preferentemente en horas alejadas de las comidas.
- » No poner la arcilla en contacto con utensilios metálicos o de plástico, ya que esto provocaría una reacción inapropiada. Emplear una cuchara de madera en un recipiente de cristal o de cerámica.
- » No utilizar en caso de hipertensión.
- » No utilizar en caso de oclusión intestinal.
- » Nunca tratar con arcilla distintos problemas de manera simultánea.

Uso interno

Ingesta (tratamiento NO indicado para niños menores de cinco años)

Ingerir una mezcla de agua, arcilla blanca, limón y cloruro de magnesio y que se debe preparar respetando las siguientes proporciones:

- » 1 litro de agua mineral (o de manantial)
- » 4 cucharadas soperas de arcilla en polvo

- » 20 g de cloruro de magnesio (se vende en bolsitas de 20 g en farmacias o en tiendas de productos naturales)
- » El zumo de 1 limón

Es una manera de ingerirla, pero existen otras fórmulas que incluyen también el enjuague bucal, chupar trozos pequeños de arcilla –que se dejarán fundir debajo de la lengua– así como beber agua arcillosa dejando el poso en el fondo del vaso o la solución combinada de «agua + arcilla» sin llegar a ingerirla.

Lavativas

Lo que se necesita para realizar una lavativa con una pera (presión reducida), es lo siguiente:

- » ½ litro de agua mineral (o de manantial) tibia
- » De 10 a 20 g de polvo de arcilla verde extrafina

Existen otros tipos de lavativas (vaginal, nasal, auricular) que necesitarán preparados y cantidades diferentes, así como el uso de un material adecuado.

Preparado de agua arcillosa y de agua de arcilla
Agua arcillosa
- » Mezcla 1 cucharada de arcilla blanca con medio vaso de agua mineral (o de manantial) y que dejarás reposar toda la noche.

Por la mañana, en ayunas, bebe el contenido después de mezclarlo muy bien.

Agua de arcilla o leche de arcilla

Procede de la misma manera que para el agua arcillosa, pero después de haberlo dejado reposar durante la noche, ingiere únicamente el agua que flota en el vaso. Es muy eficaz contra los dolores de estómago y la fatiga.

MEZCLA CON EXTRACTOS DE PLANTAS

Para algunas cataplasmas se recomienda mezclar la arcilla verde en diferentes preparados líquidos en lugar de agua mineral (o de manantial), de manera que se refuerce su poder.

Se pueden emplear tres métodos:

Infusión

Consiste en extraer los principios activos de un vegetal (hojas, flores o brotes). Para ello:

1. Calienta 75 cl de agua mineral (o de manantial).
2. Cuando llegue a ebullición, retira del fuego y añade 2 cucharaditas de café de plantas secas, o, mejor aún, 4 cucharaditas de café de plantas frescas.
3. Tapa el preparado hasta que se enfríe totalmente.
4. Filtra el líquido a través de un trozo de gasa para eliminar todos los residuos de la planta.

¡Cuidado! Si preparas una infusión solamente con flores, reduce el tiempo de reposo a tres minutos; esta parte de la planta es más frágil que las demás.

PRECAUCIONES

No tomar arcilla si:

- » Tu médico te lo desaconseja.
- » Padeces hipertensión.
- » Estás embarazada.
- » Sufres estreñimiento crónico.
- » Tienes el colesterol alto.
- » Consumes habitualmente mucho aceite de oliva o de parafina (en este caso deja de tomarlo quince días antes de empezar un tratamiento).
- » Tomas algún medicamento, ya que la arcilla podría atenuar sus principios activos.
- » Nunca has practicado la cura de arcilla (pruébala durante una semana para comprobar tu tolerancia).

Durante cualquiera de las curas es imprescindible beber como mínimo un litro de agua al día.

Decocción

Método que consiste en extraer los principios activos de un vegetal de sus partes más duras: raíces, corteza o madera. Para ello:

1. Añade 2 cucharadas soperas de polvo de raíz, corteza o madera a 1 litro de agua mineral (o de manantial). Ponlo en un recipiente, tápalo y llévalo a ebullición.
2. Hierve unos diez minutos, después filtra.

Maceración

Método que consiste en extraer los principios activos de un vegetal por un procedimiento en frío (dejándolo reposar en un líquido durante un determinado periodo de tiempo).

Dependiendo del país, la maceración se realiza en agua, en salmuera o en aceite (que puede ser de girasol, de semillas de uva o de oliva).

Para una buena estabilización del líquido, es preferible utilizar alcohol blanco, vino o incluso vinagre.

Para la maceración:

1. En una botella, incorpora el líquido que has elegido y la planta correspondiente (de 200 a 300 g por litro).
2. Deja macerar en un recipiente estéril, opaco y cerrado, que expondrás al sol durante unas semanas, dependiendo de la textura de la planta.

El mismo sol funde la cera y seca la arcilla
Clemente de Alejandría

Todos los hombres estamos hechos del mismo barro, pero no del mismo molde.
Proverbio mexicano

La mujer es el ser más perfecto entre todas las criaturas. Surgida la última de entre las manos que daban forma al mundo, expresa con más pureza que cualquier otra el pensamiento divino. A diferencia del hombre, no es fruto del granito primordial convertido en arcilla blanda entre los dedos de Dios; no, extraída del costado del hombre, materia flexible y dúctil, es una creación transitoria entre el hombre y el ángel.
Honoré de Balzac

SALUD

ABSCESO DENTAL
1. Cuece un higo seco en un poco de leche. Cuando esté bien blando, machácalo hasta convertirlo en una pasta y extiéndela sobre un trozo de gasa. Aplícalo sobre el absceso hasta que se abra.
2. Enjuágate con agua mineral (o de manantial) arcillosa y salada, después confecciona cataplasmas de arcilla y aplícatelas hasta que el mal desaparezca por completo.

No obstante, acude a tu dentista para tratar el origen de la inflamación.

ACNÉ
Se trata de una afección inflamatoria, propia de la pubertad, localizada principalmente en el rostro, en la espalda y en el tórax.

Se puede aplicar el mismo tratamiento que para el eczema, o bien practicar una limpieza diaria con sérum fisiológico;

después hay que secar bien la piel, y cada día, antes de acostarse y nada más levantarse, espolvorear arcilla verde fina en las zonas afectadas.

También puedes elaborar minuciosamente una loción con arcilla verde mezclada con el zumo de un limón, que esparcirás a pequeñas pinceladas sobre la zona que hay que tratar, o bien, una mezcla de agua arcillosa con 12 gotas de aceite esencial de geranio, aplicada de la misma manera.

Otra posibilidad, con arcilla roja:

1. Toma un bol y llena entre un cuarto y la mitad de arcilla roja.
2. Añade el zumo de 2 pepinos frescos, así como 2 cucharaditas de café (o 1 cucharada sopera) de flores de cola de caballo en polvo.
3. Vierte agua mineral (o de manantial) y mézclalo.
4. Aplícalo durante treinta minutos aproximadamente sobre las zonas que hay que tratar y aclara antes de que la arcilla se seque totalmente.

Para reforzar la eficacia del tratamiento externo que hayas elegido puedes realizar el tratamiento interno que sugiero a continuación:

1. El día anterior por la tarde, mezcla una cucharadita de café de arcilla blanca extrafina con medio vaso de agua.
2. Al día siguiente por la mañana, cinco minutos antes de desayunar, bebe el agua de arcilla, y después toma tres veces por semana oligoelementos –2 ampollas de zinc entre las comidas.

La primera toma se tiene que hacer quince minutos después de haber ingerido la arcilla. Este tratamiento se tiene que efectuar durante tres meses. Pasado este plazo, toma 1 ampolla al día los tres meses siguientes.

AEROFAGIA

1. Mezcla 1 cucharada sopera de arcilla blanca con un vaso de agua mineral (o de manantial).
2. Déjalo reposar una noche entera y a la mañana siguiente, en ayunas, bebe únicamente el líquido que queda en suspensión.

AFTAS

Realiza, mañana, tarde y noche, enjuagues bucales con los siguientes ingredientes, todo bien mezclado con un vaso de agua:

- » 1 cucharadita de café de cloruro de magnesio
- » 1 cucharadita de café de arcilla blanca
- » De 3 a 5 gotas de aceite esencial de limón o de tomillo

AGUJETAS

1. Mezcla arcilla verde con un poco de agua mineral (o de manantial) tibia y añade 8 gotas de aceite esencial de romero.
2. Prepara una cataplasma de dos centímetros de espesor con esta pasta y aplícala sobre la zona dolorida.
3. Deja actuar dos horas.

ANGINAS

Las anginas, o faringitis, consisten en una inflamación de las amígdalas, la campanilla y la faringe. Existen dos posibilidades de tratamiento:

Con cataplasmas

Aplica una cataplasma de arcilla fría de dos centímetros de espesor sobre la garganta, aunque es un remedio incómodo para el paciente, ya que tiene que permanecer inmóvil durante una hora como mínimo.

Con compresas envolventes

1. Elabora la compresa con un trozo de tejido de algodón de diez a quince centímetros de ancho, empapado con agua de arcilla.
2. Enróllala alrededor del cuello después de haberla escurrido delicadamente, teniendo cuidado para evitar apretarla demasiado, ya que no hay que olvidar que encoge al secarse.

Realiza esta operación justo antes de acostarte y conserva el emplasto toda la noche.

ARDOR DE ESTÓMAGO

Durante una semana y según el procedimiento habitual, bebe en ayunas un vaso de agua arcillosa preparada con arcilla verde.

Si los síntomas persisten, consulta a un médico.

ARTRITIS

Se trata de una inflamación de las articulaciones bastante dolorosa que, cuando no es crónica (poliartritis reumatoide), se puede aliviar notablemente.

Lo primero que hay que hacer es consultar a un reumatólogo, para determinar de qué tipo de artritis se trata.

Después de esto, hay que seguir un régimen alimenticio bastante estricto: nada de carnes rojas, ni de productos lácteos, ni de sal, ni de alcohol. Debes consumir ajo y cebolla y entre las frutas, las más recomendables son la manzana y el limón.

Toma diariamente baños calientes con arcilla verde.

Al cabo de ocho días empezarás a notar la mejoría.

También puedes aplicarte una cataplasma a base de arcilla verde o amarilla para reducir el dolor.

En 1,5 litros de agua mineral (o de manantial), prepara una decocción con los siguientes ingredientes:

- » 15 g de hojas de enebro
- » 15 g de tomillo en rama
- » 15 g de hojas de romero

Debe hervir a fuego muy lento durante treinta minutos. Luego deja que se entibie o que se enfríe, y por último filtra y mezcla la arcilla con la decocción obtenida.

Prepara una cataplasma y aplícala durante una hora y media aproximadamente.

Puedes repetir la operación dos veces al día si tienes la posibilidad, y varios días, semanas o meses... hasta obtener una clara mejoría.

ASMA

1. Prepara una cataplasma de arcilla verde a la que añadirás 7 gotas de aceite esencial de eucalipto.
2. Colócatela sobre el pecho durante al menos unos veinte minutos.

Repite tres veces por semana.

ASTILLAS

Pon en remojo la zona afectada en un recipiente lleno de agua caliente en el que habrás vertido 5 cucharadas soperas de arcilla verde. Este baño reblandecerá la piel y la astilla saldrá como por arte de magia.

BRONQUITIS

Esta afección, al igual que las demás, no hay que tomarla a la ligera, sobre todo en el caso de niños y personas mayores.

Al principio, se trata de un simple resfriado mal curado y que, como se suele decir, «ha bajado a los bronquios».

A continuación aparecen la fiebre, el dolor en el esternón, así como una inflamación de la mucosa de los bronquios, lo que provoca en el enfermo una tos seca que se volverá productiva (tos con expectoración) muy rápidamente. Para aliviarla:

1. Calienta al baño maría una buena cantidad de pasta de arcilla verde y extiéndela sobre compresas que aplicarás, por la mañana y por la noche, sobre el pecho y la espalda del paciente.
2. Deja actuar veinte minutos. Puedes repetir la operación tres veces al día.

CALAMBRES

Si sufres calambres, es un indicio de que te falta, entre otras cosas, magnesio. Pídele a tu médico que te prescriba un análisis sanguíneo, para decidir el tratamiento. Pero si sufres algún calambre mientras esperas resultados, te recomiendo que te sumerjas en un baño caliente en el que habrás disuelto:

- » 2 kg de sal gruesa
- » 6 cucharadas soperas de arcilla verde
- » 20 gotas de aceite esencial de romero

CÁLCULOS RENALES

Con paciencia y con una buena licuadora:

1. Pela cada mañana un rábano negro (*Raphanus sativus niger*).
2. Exprime el zumo y mézclalo con el agua arcillosa blanca que habrás preparado la víspera.
3. Bébelo en ayunas por la mañana.

Como tratamiento complementario puedes probar una antigua receta casera que aún hoy aplican con éxito en zonas rurales: aplícate hojas de col en los riñones y pon sobre ellas una cataplasma caliente de arcilla verde.

CANSANCIO FÍSICO Y PSÍQUICO EN LA MUJER

Durante dos o tres ciclos menstruales, antes de las comidas, toma bolitas de arcilla (de 3 a 5), confeccionadas a partir de arcilla blanca. Además, aplícate una cataplasma de arcilla verde sobre el hígado y sobre el plexo solar alternativamente.

Si no notas una mejoría pasado este plazo, sigue insistiendo un mes más, espaciando los tratamientos.

CIÁTICA
Tratamiento interno
1. Añade ½ cucharada de arcilla blanca a un vaso de agua, mézclalo y bébetelo.

Tratamiento externo
1. Elabora una cataplasma caliente espesa de arcilla verde y aplícala sobre la parte dolorida.
2. Repite la misma operación una vez que la arcilla se haya enfriado.

CICATRICES
Cuando la herida interior ya se haya cerrado, debes hacer lo siguiente:

1. Prepara una pasta de arcilla verde a la que incorporarás 3 hojas de col picadas en trozos pequeños.
2. Fija esta cataplasma sobre la cicatriz y déjala actuar durante toda la noche.
3. Repite la operación hasta que la cicatriz se cierre por completo.

CISTITIS
Para las mujeres
Realiza irrigaciones vaginales durante mes con medio litro de agua tibia con una cucharada de arcilla verde. Bebe un vaso de agua arcillosa preparada como de costumbre.

Para los hombres

Aplica cataplasmas calientes de arcilla verde sobre la región renal, alternándolas con una cataplasma espesa y caliente sobre la vejiga (no la mantengas más de diez minutos). Hay que retirarla antes de que aparezca la sensación de frío.

CÓLICO HEPÁTICO

Tendrás que adoptar nuevos hábitos de alimentación, eliminando de tu dieta los alimentos ricos en colesterol: frituras, embutidos, etc.

Tratamiento interno

Puedes tomar, todas las mañanas durante una semana, medio vaso de agua mineral al que habrás añadido 1 o 2 cucharaditas de café de arcilla blanca y 1 ampolla de *Raphanus sativus*.

Tratamiento externo
1. Pica 5 o 6 hojas de col verde en trocitos pequeños.
2. Incorpora este picadillo a la pasta arcillosa preparada como de costumbre (agua + arcilla verde).
3. Elabora una cataplasma de tres centímetros de espesor, que aplicarás sobre el hígado. Fíjala con la ayuda de una bufanda de franela o de lana.
4. Déjatela puesta toda la noche.

CONJUNTIVITIS, ORZUELO, BLEFARITIS (INFLAMACIÓN DE LOS PÁRPADOS)

1. Aplica compresas de agua arcillosa verde delgadas (medio centímetro de espesor) sobre el ojo cerrado.

2. Deja las comprensas puestas durante una hora como mínimo, y aclara los ojos con abundante agua arcillosa salada.

Si el mal persiste:

1. Añade cataplasmas de arcilla verde sobre la nuca.
2. Ralla 2 zanahorias crudas y mézclalas con la arcilla hasta obtener una pasta, que insertarás entre dos compresas estériles para formar una cataplasma.

Si tienes los ojos sensibles, ponte una o dos veces por semana 1 gota de limón en cada ojo.

CORTES SUPERFICIALES

Aclara la herida con agua mineral (o de manantial) y espolvorea por encima, inmediatamente después, arcilla verde que detendrá la hemorragia rápidamente.

DIARREA

El agua arcillosa afecta al tránsito, por eso es recomendable, durante los dos o tres primeros días, beber solo el agua evitando el poso del fondo.

1. Antes de acostarte, vierte una cucharada sopera de arcilla blanca en un vaso de agua mineral (o de manantial). Remueve y deja reposar toda la noche.
2. A la mañana siguiente, media hora antes del desayuno, bebe lentamente el agua arcillosa. Si es posible, repite la operación en las tres comidas.

3. Después de dos o tres días durante los que tu organismo se habrá acostumbrado al tratamiento, podrás empezar a beber la combinación de agua + arcilla.

Interrumpe el tratamiento al cabo de una semana. Si los problemas persisten, consulta a tu médico.

ECZEMA

Fenómeno inflamatorio que provoca lesiones en la piel en forma de costras, vesículas o escamas. A menudo se debe a una reacción alérgica o a un funcionamiento deficiente del sistema digestivo. Para evitarla, debes hacer lo siguiente:

1. Vierte 1 litro de agua hirviendo sobre 30 g de flores de camomila.
2. Filtra, después añade 5 cucharadas soperas de polvo de arcilla verde y remueve.
3. Elabora compresas con este preparado y aplícalas sobre las zonas afectadas.

Repite la operación en los días sucesivos, pero aumentando la cantidad de arcilla, de manera que puedas llegar a mantener la cataplasma sobre el lugar afectado durante al menos una hora.

ENTEROCOLITIS

La enterocolitis (inflamación concomitante del intestino delgado y del intestino grueso) y la diarrea (evacuaciones repentinas y frecuentes –que tienden a desaparecer en dos o tres días– de heces demasiado líquidas) son infecciones intestinales que no se pueden tratar a la ligera. El intestino es un órgano vital que descuidamos muy a menudo, y es el primero que paga nuestras insensateces alimentarias y el que más sufre las consecuencias de nuestro estado permanente de estrés.

El tratamiento que aquí se recomienda es válido solo para las crisis pasajeras. Sin embargo, en caso de que se cronifique, es imperativo consultar a un médico, ya que las consecuencias pueden ser mucho más graves de lo que puedan parecer.

Primero hay que comenzar por ponerse a régimen, bebiendo agua de la cocción de arroz blanco, agua mineral y zumos de zanahorias crudas (3 o 4 vasos al día).

Para tratamiento interno, añade a 1 litro de agua mineral:

» 4 cucharadas soperas de polvo de arcilla blanca
» El zumo de 1 limón
» 10 g de cloruro de magnesio

Mézclalo todo bien y toma un vaso por la mañana y otro por la noche.

> ¡Cuidado! No aplicar este tratamiento en niños menores de cinco años.

ENURESIS INFANTIL

Antes de acostar al niño, aplícale, alternando sobre la vejiga y los riñones, una cataplasma caliente de arcilla verde que quitarás una vez se haya enfriado.

ERITEMA DE LAS NALGAS DEL LACTANTE

Simplemente, reemplaza el talco habitual por arcilla rosa extrafina; tu bebé se sentirá mucho mejor.

ESGUINCE

Inmediatamente después del incidente y antes de acudir al especialista:

1. Vierte agua fría sobre la articulación durante aproximadamente veinte minutos.
2. Envuélvela con una cataplasma fría de arcilla verde.
3. Una vez que la arcilla empiece a calentarse por las irradiaciones del lugar dolorido, repite la operación con otra cataplasma, esta hasta que el dolor desaparezca por completo.

Tal y como se hacía antaño en el campo, trata de utilizar una hoja de col como base para la cataplasma; el alivio será más rápido.

ESTOMATITIS

Se trata de una inflamación del interior de la boca cuyas causas son muy variadas: mala higiene, caries, carencia de vitamina C, aftas, herpes, micosis... Para aliviarla, haz lo siguiente:

1. Prepara una decocción de camomila.
2. Una vez que se haya enfriado, rellena un vaso con este líquido y añade 1 cucharadita de polvo de arcilla verde. Remueve.

3. Realiza inmediatamente un enjuague bucal con esta mezcla.

Continúa con este tratamiento hasta que desaparezcan los síntomas, alternando con enjuagues bucales de agua y limón mezclada con miel (1 cucharada de miel que hay que fundir en el agua caliente a la que se habrá añadido el zumo de medio limón).

ESTREÑIMIENTO

En caso de estreñimiento, debe interrumpirse cualquier tratamiento por vía oral a base de arcilla, ya que agravaría el problema.

Al principio del tratamiento se recomienda realizar lavativas muy suaves (presión reducida) con agua arcillosa. Para los adultos:

1. Hierve 1 litro de agua. Déjala reposar y, cuando llegue a entibiarse, añádele 2 cucharadas soperas de arcilla blanca.
2. Al cabo de unos dos o tres días, debes realizar un baño de asiento compuesto de agua arcillosa verde con 3 cucharadas por litro, alternando a continuación agua caliente (40º durante diez minutos) con agua fría (dos minutos).
3. Inmediatamente después, métete en la cama y permanece bien tapado.

Por la mañana, en ayunas, bebe un vaso de agua al que habrás añadido:

- » 1 cucharadita de café de aceite de oliva
- » 1 cucharada sopera de vinagre de manzana
- » El zumo de 1 limón

Como complemento al tratamiento, puedes elaborar una cataplasma mezclando arcilla verde, agua mineral (o de manantial) y 1 cucharada sopera de hojas de albahaca molidas, que aplicarás sobre toda la superficie del vientre, en una capa de dos centímetros de espesor.

FIEBRE DEL HENO

Desde el inicio de los estornudos, aplícate varias veces al día con la ayuda de una pera (de compra en las farmacias) lavados nasales con agua de arcilla verde.

Una vez que desaparezcan los estornudos, procede de la misma manera pero con agua arcillosa, que protegerá la mucosa de las irritaciones debidas al polen o a la siega de los cereales.

FLATULENCIAS

La formación abundante de gases en el estómago o en el intestino, incluso en los dos, puede provocar calambres dolorosos en algunos centros nerviosos como el plexo solar o el plexo mesentérico.

Estos gases se deben a la fermentación de algunos alimentos, o a una absorción excesiva de aire durante las comidas.

Para remediarlo:

1. Aplícate compresas tibias de agua arcillosa verde durante media hora, seguidas de frías (cinco días).

2. Lavativas suaves (poca presión, con la ayuda de una pera) durante tres días con agua tibia arcillosa blanca, a razón de 15 g de arcilla para 0,5 litro de agua (para esta operación el sujeto tiene que acostarse sobre el lado derecho).
3. Al principio del tratamiento, toma por la mañana en ayunas media cucharadita de café de arcilla verde o blanca de calidad extrafina mezclada con medio vaso de agua mineral (o de manantial) o, mejor aún, bebe una taza de una infusión hecha a base de hinojo, de tomillo o de anís verde.

Al menor signo de estreñimiento, interrumpe el tratamiento y consulta a tu médico, ya que el desorden intestinal puede deberse a múltiples causas, algunas de las cuales requieren un tratamiento médico más fuerte.

FORÚNCULO

Durante el día, haz una cataplasma con arcilla verde bastante espesa (de unos dos centímetros) y déjala actuar durante aproximadamente una hora. Nunca permitas que la arcilla llegue a secarse sobre el forúnculo, sino que renueva la cataplasma cuando vuelvas a sentir la sensación de «quemazón-picor».

Por la noche, justo antes de acostarte, prepara un ungüento de la siguiente manera:

1. Pon a hervir agua (un vaso aproximadamente) en un recipiente con revestimiento de cerámica, añade sal marina gruesa y espera a que se diluya por completo. Cuando esto suceda, apaga el fuego.

2. Añade arcilla en polvo hasta obtener una consistencia pastosa que extenderás en un trapo limpio de algodón y que aplicarás (por el lado de la arcilla) sobre la misma piel.

Mantenlo toda la noche y cuando te levantes, límpialo delicadamente con suero fisiológico.

FRÍO EN LOS PIES Y EN LAS MANOS

Realiza baños calientes de pies con agua arcillosa verde en la que habrás dejado macerar tres dientes de ajo finamente rallados.

Repite la operación dos o tres veces cambiando el agua cuando se ponga tibia.

GASTRITIS

Se trata de una inflamación superficial de la mucosa intestinal. Es importante acudir al médico ya que puede encubrir un principio de úlcera y acarrear consecuencias más graves.

A menudo, la gastritis funcional es debida al estrés, a una ingestión de alimentos irritantes o bebidas gaseosas o incluso a un consumo excesivo de pan refinado. Para aliviarla, prepara compresas de agua tibia arcillosa verde y aplícalas una hora antes o después de la comida sobre la zona en la que se localiza el dolor. No las mantengas más de media hora; al principio el dolor aumentará.

Una vez que el paciente se acostumbre al tratamiento, se pueden aplicar compresas frías y cataplasmas cada vez más gruesas —hasta dos centímetros de espesor para dos horas de aplicación (siempre fuera del horario de comidas).

Para completar este tratamiento, se puede tomar arcilla por vía oral de manera progresiva. Como ya se ha indicado, en algunos sujetos la arcilla puede ocasionar estreñimiento.

Empieza por ½ cucharadita de café en un vaso de agua y observa el resultado. Si toleras bien esta dosis, auméntala hasta 3 cucharaditas de café como máximo.

GINGIVITIS

Durante un mes, toma por la mañana en ayunas un vaso de leche de arcilla, después lávate los dientes con un dentífrico a base de arcilla, insistiendo en las encías; es mejor utilizar un cepillo blando.

GOTA

Es la enfermedad de los amantes del buen comer, cuyo aparato digestivo acaba agotándose y produciendo toxinas que se acumulan en el organismo.

Puede manifestarse en cualquier articulación, pero su lugar favorito es la del dedo gordo del pie. Las crisis se manifiestan generalmente por la noche, provocando dolores casi insoportables.

Este exceso de ácido úrico también se puede fijar en forma de «nudos» sobre las articulaciones de las manos, de las rodillas o de los hombros, o incluso sobre la piel.

Antes de hacer cualquier cosa, y puesto que se trata de una disfunción del sistema renal, es indispensable seguir un régimen alimenticio drástico durante la crisis:

1. Durante dos días, dieta total, bebiendo toda el agua que desees.

2. Pasado el plazo y durante cuarenta y ocho horas, sigue una alimentación a base de frutas frescas crudas y un poco de miel de brezo; después vuelve a una alimentación normal en pequeñas cantidades. Sin embargo, quedarán totalmente prohibidos alimentos como embutidos, lácteos, café, té y todas las formas de alcohol.

Realiza cada día durante media hora baños de pies muy calientes compuestos de:

» 200 g de arcilla verde
» 200 g de flores de heno

Si es posible, dos veces por semana, toma durante un cuarto de hora un baño con agua a 38º a la que habrá añadido:

» 2 kg de arcilla
» 500 g de flores de heno

Por la noche, al acostarte, aplícate cataplasmas espesas de arcilla fría hasta que desaparezcan los dolores.

A modo de complemento, excepto en caso de que exista estreñimiento o cualquier otra contraindicación señalada por el médico, se puede tomar, en ayunas, un vaso de agua arcillosa con limón (1 cucharada sopera de arcilla y el zumo de medio limón).

GRANOS INFECTADOS

1. Prepara con agua mineral (o de manantial) una pequeña cantidad de pasta de arcilla verde muy compacta.

2. Coloca este preparado directamente sobre el grano y deja actuar hasta que la pasta se seque.
3. Aclara con agua tibia y tapona el grano con la ayuda de un trapo limpio, sin reventarlo.
4. Corta una rodaja de limón y frótate delicadamente el grano con ella.
5. Deja que se seque al aire.
6. Repite esta operación por la mañana y por la noche hasta que desaparezca por completo.

HEMORROIDES

La zona afectada es muy íntima, así que tendrás que aplicar el tratamiento al final de la jornada cuando ya estés tranquilo en casa. Para ello:

1. Prepara una cataplasma espesa de arcilla verde mezclada con col lavada y pasada por una batidora.
2. Cambia de cataplasma cada dos horas.
3. Aclara con agua mineral (o de manantial) y seca la zona con un secador de mano antes de acostarte.

HERPES

Desde que aparecen los picores, bebe por la mañana en ayunas, quince minutos antes de tomar el desayuno, un vaso de agua arcillosa blanca al que habrás añadido 5 o 6 gotas de aceite esencial de limón.

A propósito de los aceites esenciales: no hay que olvidar que no se mezclan con el agua sino que permanecen flotando en la superficie. Por ello conviene añadirlos a la arcilla antes de mezclar todo con el agua.

Por la noche, prepara minicataplasmas de arcilla mezclada con una decocción de boj común que aplicarás durante el mayor tiempo posible en la zona que haya que tratar (labial, genital con más frecuencia, también sobre otras partes del cuerpo) antes de acostarte.

> ¡Cuidado! Se trata de un virus muy contagioso. Evita cualquier contacto físico con otras personas.

HERPES ZÓSTER

Si no se trata del herpes zóster oftálmico, que resulta muy peligroso a causa de las posibles complicaciones oculares, puedes aliviar el dolor y reducir la acción del virus, que culmina en general al cabo del tercer día, con la ayuda de técnicas suaves.

A menudo, las personas con tendencia a sufrir este tipo de herpes notan que lo están incubando porque sienten fatiga extrema, subida de la temperatura y, sobre todo, picores en el lugar en cuestión.

A partir de ese momento, además del tratamiento homeopático a base de Rhus toxicodendron 5CH y Ranunculus Bulbosus 9CH (3 píldoras de cada tomadas de manera alterna, dos veces en un día) o fitoterápico (que comprende 20 gotas de aceite esencial de ravintsara, 20 gotas de aceite esencial de menta piperita, 20 gotas de aceite esencial de lavanda aspic y 20 gotas de aceite esencial de albahaca exótica) puedes preparar una cataplasma de arcilla verde de dos centímetros de espesor y aplicarla sobre la zona afectada cuatro veces al día.

HÍGADO GRASO

Tras una intensa semana de comidas de negocios copiosas, o de cometer excesos con los amigos, tu hígado no puede más y te pide a gritos unos días de descanso. Para ello:

1. Toma una comida ligera y un zumo de limón en el desayuno. Por la noche, prepara un emplasto a base de arcilla verde y 3 hojas de col enteras, o picadas finamente.
2. Prepara una cataplasma espesa y mantenla durante toda la noche sobre el vientre. Para fijarla, envuélvete la cintura con una larga bufanda de franela.

INSOLACIÓN

Prepara una cataplasma fría y salada de arcilla verde, a razón de una parte de arcilla por media parte de sal, aplícala sobre la frente y reemplázala cuando la sientas templada.

INTOXICACIÓN ALIMENTARIA

Es domingo, has tomado algo en mal estado, las farmacias están cerradas y no hay ningún hospital cerca. Es urgente aplicar un tratamiento de choque que, tal vez, te libre de la visita al médico.

En cuanto aparezcan los síntomas (cabeza pesada, vómitos, diarreas...) haz lo siguiente:

1. Toma 1 cucharada sopera de arcilla blanca diluida en un gran vaso de agua mineral (o de manantial).
2. Repite la operación tres veces durante el día.
3. A la mañana siguiente, si notas alguna mejoría, sigue con el tratamiento únicamente por la mañana y por la

noche. Y al otro, solo una vez por la mañana. Tres días deberían bastar.

LAGRIMEO

Aplica cataplasmas de arcilla verde sobre los ojos y sobre las aletas de la nariz alternativamente. Todas las mañanas y todas las noches, vierte en cada ojo unas gotas de sérum fisiológico al que habrás añadido limón.

LIMPIEZA ANUAL

En los dos principales cambios de estación, es decir, en primavera y en otoño, bebe durante los diez primeros días medio vaso de agua arcillosa blanca y los ocho días siguientes, un vaso entero de agua arcillosa. Durante otros dos días (es decir, veinte días en total), toma de nuevo tan solo medio vaso.

Es importante respetar a rajatabla este ritmo para no perjudicar al organismo.

Entre las tomas, se recomienda beber entre 1 y 2 litros de agua fuertemente mineralizada.

Sin embargo, hay tres contraindicaciones:

- » Toma de medicamentos.
- » Hipertensión arterial.
- » Estreñimiento espasmódico o atónico.

Antes de iniciar esta cura, que no es insignificante, pide consejo a tu médico.

Después de los veinte días continúa con una cura de jalea real; estarás listo para afrontar el año completo.

LOMBRICES INTESTINALES

Un viejo truco de la gente de campo para saber si tienes parásitos en el intestino consiste en observar si te rascas con frecuencia la nariz y sientes picores en el ano.

Estos oxiuros, ascárides y tenias son, por lo general, más frecuentes cuando llega la primavera.

Aparte del arma definitiva que supone el zumo de ajo, puedes tomar por vía oral la siguiente mezcla disuelta en 1 litro de agua:

- » 2 cucharadas soperas de arcilla blanca
- » El zumo de un limón fresco
- » 10 g de cloruro de magnesio, disponible en farmacias

Bebe un vaso por la mañana en ayunas y un vaso por la noche antes de acostarte.

Para un tratamiento de choque:

- » Mañana: agua con ajo (3 dientes que se deben dejar marinar durante toda una noche en un vaso de agua caliente).
- » Tarde: agua de boj (un vaso de decocción de boj que haya reposado toda una noche).
- » Noche: un vaso de agua arcillosa blanca preparada el día anterior por la noche.

MAL ALIENTO

Normalmente está relacionado con problemas digestivos. Es necesario averiguar el origen para poder poner remedio y no solo paliarlo eventualmente.

Mientras esperas el diagnóstico y el tratamiento definitivo, y con el fin de no incomodar ni a los que te rodean ni a ti mismo, realiza enjuagues bucales con el siguiente preparado:

1. Diluye 1 cucharadita de arcilla verde en medio vaso de agua mineral (o de manantial).
2. Añade 3 gotas de aceite esencial de clavo.

El efecto dura, por lo menos, medio día.

MENOPAUSIA

El climaterio femenino suele ir acompañado de problemas de sueño, desajustes en la menstruación, sofocos, sudores nocturnos, nerviosismo y desarreglos en el estado anímico, entre otros. Es una fase inevitable, así que más vale optar por lo preventivo, en lugar de alarmarse en el momento en el que se manifiesten los problemas.

Aparte de los tratamientos externos, como los baños de asiento fríos por la mañana en ayunas y por la noche, así como los de pie en una decocción caliente de vid roja (un puñado por litro de agua), también se pueden aplicar tratamientos internos a base de infusiones de salvia, de corazoncillo y de romero.

En el periodo premenstrual, puedes aplicarte sobre el bajo vientre cataplasmas bastante espesas de arcilla fría, lo que eliminará la sensación de pesadez en esta zona.

MIGRAÑA

Hay libros enteros dedicados a esta dolencia, cuyas causas no están aún muy claras. Pueden ser de origen:

- » Psíquico: contrariedad, preocupación…
- » Alimentario: alergias, por ejemplo al chocolate, al melón, a los cacahuetes…
- » Climático: demasiado frío o demasiado calor.
- » Físico: problemas oculares, dentales o respiratorios.

En cualquier caso, los vasos sanguíneos se contraen y ejercen presión sobre el córtex cerebral –probablemente se deba a una disfunción del sistema nervioso simpático.

Toda persona que padece migraña tendrá que «observarse» para determinar mejor los factores concretos que le causan estos dolores de cabeza, así como vigilar su alimentación y el funcionamiento de los intestinos. En caso de que existan alergias alimentarias con una incidencia directa sobre el hígado, os doy un viejo truco de las abuelas que ha dado buenos resultados:

1. Prepara una taza de café molido bastante fuerte.
2. Exprime el zumo de un limón.
3. Mézclalo todo y bébetelo de un solo trago.

También puedes tomar antes de la comida 1 cucharadita de café de aceite de oliva a la que habrás añadido:

- » 1 gota de aceite esencial de cascarilla
- » 1 gota de lavanda
- » 1 gota de romero

Sea cual sea el origen de la migraña, hay un tratamiento externo que puede ayudarte: acuéstate y ponte bajo la nuca y sobre la frente cataplasmas frías de arcilla verde de un centímetro de espesor. Mantenlas como mínimo dos horas.

Si no notas alivio, termina con la aplicación de una cataplasma de arcilla del mismo espesor sobre el hígado, respetando el mismo tiempo de aplicación.

Puedes añadir a estos tratamientos unos baños calientes de pies, excepto si tienes problemas de circulación, en cuyo caso opta por baños calientes de manos. Si esto no es suficiente para aliviarte, prueba con las vendas frías de agua arcillosa en las piernas y en los pies.

MUGUET DEL BEBÉ (CANDIDIASIS BUCAL)

Si le das el pecho y esta infección lleva al bebé a una pérdida del apetito y a un exceso de fatiga, después de limpiarle con mucho cuidado el interior de la boca con una compresa de agua purificada con bicarbonato de sodio, prepara una cataplasma de arcilla verde de aproximadamente un centímetro de espesor y aplícatela una o dos veces al día en los pezones.

OBSTRUCCIÓN DEL CONDUCTO LAGRIMAL

Durante varios días, colócate una mini-cataplasma de arcilla verde a lo largo de cada lado de la nariz, desde la esquina del ojo hasta las aletas de la nariz. Si al cabo de tres días no notas ninguna mejoría, consulta a un oftalmólogo.

OBSTRUCCIÓN MAMARIA

Se da durante la lactancia o después de haberse retirado la leche. Aplica una compresa de arcilla verde fría y renuévala cuando se entibie.

OLOR CORPORAL (AXILAS, PIES)

Espolvorea con arcilla blanca las zonas que hay que tratar, varias veces al día si fuera necesario.

ORZUELO

Este pequeño forúnculo, situado sobre el párpado, se trata con pequeñas compresas diarias a base de camomila y polvos de arcilla verde.

Un viejo truco de las abuelas: frótate el párpado, mañana, tarde y noche, con una alianza de oro (siempre limpia, por supuesto).

OTITIS

Tratamiento interno

Toma una vez al día por la mañana en ayunas ½ cucharadita de café de arcilla verde aireada (¼ de cucharadita para los niños) diluida en agua filtrada.

Tratamiento externo

Aplica una cataplasma de arcilla fría directamente detrás de la oreja y sobre la nuca.

Hay que renovar una vez que la arcilla se vuelva tibia, a razón de dos veces al día.

La cataplasma será más eficaz si, cuando el dolor lo permita, aplicas en primer lugar una compresa de agua caliente, que dilatará los poros de la piel, facilitará la eliminación de las toxinas y reforzará el efecto de la arcilla.

Cubre el conducto de la oreja con un poco de algodón.

PANADIZO

Esta inflamación del extremo de los dedos debe tomarse en serio. Este microbio es contagioso, de hecho, puede propagarse rápidamente.

Tratamiento interno

Bebe abundante agua de arcilla sazonada con limón, a razón de ¼ de zumo de limón por vaso.

Tratamiento externo

1. Baña el miembro afectado en una solución de agua muy caliente mezclada con sal gruesa (3 cucharadas soperas para 1 litro de agua) y con lejía (2 cucharadas soperas), o incluso con una decocción muy caliente de camomila.
2. A continuación, debes envolver el miembro con una cataplasma de arcilla verde y mantenla durante al menos una hora.

PICADURAS DE INSECTOS

Si tienes en casa un tubo de arcilla lista para usar, la intervención será más rápida ¡y el resultado también! Si no es así:

1. Prepara una cataplasma de arcilla verde y aplícala lo más rápido posible sobre la picadura.
2. Deja actuar por lo menos una hora. Normalmente el dolor y la hinchazón tendrían que desaparecer como por arte de magia.

PIERNAS PESADAS

1. Prepara por la noche un vaso de agua arcillosa blanca al que añadirás 3 gotas de aceite esencial de ciprés.
2. Bébelo en ayunas a la mañana siguiente, veinte minutos antes del desayuno.

Si has permanecido de pie durante mucho tiempo, puedes aplicarte cataplasmas de arcilla verde mezcladas con 15 gotas de aceite esencial de menta piperita.

PRÓSTATA

En días alternos:

1. Aplica una cataplasma de arcilla verde sobre la región pélvica durante diez minutos y después toma un baño caliente de arcilla durante un cuarto de hora.
2. Interrumpe el tratamiento cuando empiece a mejorar y toma una bolita de arcilla blanca.

QUEMADURAS (LEVES)

Hay que actuar de inmediato, ya que cuanto más rápido se desencadene el proceso de reparación, menos importantes serán las cicatrices. Para ello:

1. Pon en remojo el mayor tiempo posible la parte afectada en un baño de agua arcillosa con arcilla verde (una hora como mínimo) a razón de 2 cucharadas soperas por litro.
2. Repite la operación hasta que desaparezca el dolor del todo.

Si la zona quemada no se puede sumergir, aplica cataplasmas bastante espesas (dos centímetros como mínimo) de arcilla fría, teniendo cuidado de colocar una gasa estéril sobre la herida para evitar que se adhiera a la piel cuando la retires.

Si quitas la cataplasma y la gasa sigue pegada, deja la gasa y coloca por encima una nueva cataplasma, que mantendrás como máximo una hora.

Continúa el proceso hasta que desaparezca el dolor, lo que en general ocurre cuando empiezan a regenerarse los tejidos. Prosigue con las aplicaciones tres veces al día (mañana, tarde y noche) hasta que se reconstituyan por completo las células del tejido destruido.

Para una mayor rapidez, facilidad y eficacia, ten siempre en casa un tubo o un bote de pasta de arcilla lista para usar.

QUEMADURAS SOLARES

1. Elabora una cataplasma con una mezcla de arcilla y miel (1 cucharada de arcilla y 1 cucharada de miel) y colócala sobre el lugar que hay que tratar.
2. Cámbiala cada hora hasta que desaparezca totalmente la sensación de escozor.

REUMATISMO

Si quieres obtener resultados más rápidos, hay que tratarlo tanto de forma interna como externa.

Tratamiento interno

Por la mañana, en ayunas, bebe un vaso de agua arcillosa blanca que habrás preparado la noche anterior, mezclada con el zumo de una cebolla obtenido con la ayuda de una licuadora.

Tratamiento externo

Elabora una pasta a base de arcilla verde a la que le añadirás lo siguiente:

- » 3 cucharadas soperas de aceite de almendras dulces
- » 3 gotas de aceite esencial de tomillo
- » 3 gotas de aceite esencial de salvia
- » 5 gotas de aceite esencial de caléndula
- » 5 gotas de aceite esencial de corazoncillo

Prepara a continuación una cataplasma y aplícala sobre la región dolorida.

RINITIS AGUDA BANAL O CORIZA

Se trata de una inflamación de la mucosa nasal causada por un virus que se filtra, provocando el desarrollo de bacterias que, al ser atacadas por los glóbulos blancos, forman lo que se conoce como pus. Para luchar contra este flujo nasal permanente debes hacer lo siguiente:

- » Disuelve en un vaso de agua mineral (o de manantial) 1 cucharadita de café de arcilla verde.
- » Remueve la mezcla y rellena con ella una pipeta o una jeringuilla para tintura homeopática.
- » Lleva la cabeza hacia atrás y vierte delicadamente el agua de arcilla con la ayuda de la pipeta alternativamente en cada fosa nasal; después escupe el residuo.
- » Si no tienes una pipeta, puedes efectuar esta operación poniendo el líquido arcilloso en un bol. Sumerge

la nariz en él y aspira con una fosa nasal, después con la otra, tapando la que no uses con el dedo índice. Este método es más delicado pero igualmente eficaz. Hay que realizar esta operación mañana, tarde y noche.

RUBEOLA

Es una enfermedad infecciosa muy contagiosa con un periodo de incubación de diez días, durante los que el enfermo tiene que mantenerse alejado de su entorno habitual (por ejemplo, el colegio).

Tras la incubación comienza la fase de erupción, de cuatro a seis días. Pequeños puntos rojos cubrirán el cuerpo del enfermo desde la cabeza hasta los pies.

Además del tratamiento clásico prescrito por tu médico o fitoterapeuta, puedes tomar tres veces al día, como tratamiento homeopático desde la aparición de las manchas, 3 píldoras de:

- » Sulfuro 5 CH
- » Belladona 5 CH
- » Morbillium 5 CH

En todos los casos se aplicarán cataplasmas frías de arcilla verde de dos centímetros de espesor sobre el bajo vientre tres veces al día durante una hora.

SINUSITIS

Elabora una pasta arcillosa verde en pequeñas cantidades que pondrás en la piel tanto a lo largo de las aletas de la nariz como en la frente, humedecidas antes con zumo de un limón.

TENDINITIS

Prepara una cataplasma a partir de 4 cucharadas soperas de arcilla verde mezcladas con 3 gotas de aceite esencial de romero o de eucalipto. Déjatela puesta durante toda una noche.

TORTÍCOLIS

Si después de utilizar el secador de pelo no puedes mover el cuello, aplícate sobre la nuca cataplasmas calientes de arcilla verde de dos centímetros de espesor, por la mañana y por la noche. Retíralas una vez que la arcilla se haya enfriado (normalmente al cabo de una hora).

TOS

Haz gárgaras de agua arcillosa a base de arcilla blanca a la que habrás añadido aceite de niaouli (3 gotas por bol). Si tienes tiempo durante el día, prepara cataplasmas espesas de arcilla y aplícatelas sobre la garganta. Cámbialas cada dos horas.

TOS FERINA

Es una enfermedad muy contagiosa, que ha rebrotado, y que afecta sobre todo a los niños menores de doce años. En los lactantes se puede complicar a causa de los ataques de tos, que provocan asfixias; en esos casos es indispensable la hospitalización. Para un niño más mayor, hay que tener en cuenta que esta enfermedad es inmunizadora, por lo que un tratamiento a base de productos naturales puede ser lo más adecuado.

Una alimentación ligera y desintoxicante basada en verduras cocidas, zumos de verduras crudas y algunos cereales, alternando con una 1 cucharadita de café de sirope de ajo y nabo, que se tomará entre las comidas, permitirá que el estado del paciente mejore.

Tratamiento interno (siropes de ajo y nabo)
1. Ralla 3 dientes de ajo y ponlos en un colador.
2. Espolvoréales azúcar de caña. Al cabo de una hora o dos, recolecta el zumo.
3. Haz lo mismo con 1 o 2 nabos.

Tratamiento externo
1. Prepara una cataplasma de arcilla verde de aproximadamente dos centímetros de espesor, póntela sobre la nuca y renuévala cada dos horas.
2. Por la tarde, añadirás una cataplasma realizada con ¼ de col rallada que mantendrás sobre el pecho durante toda la noche.

Si el paciente tolera el cloruro de magnesio, que, al principio, puede tener un indeseado efecto laxante, diluye 20 g en 1 litro de agua mineral (o de manantial) y que beba 3 vasos al día. Esta sencilla cura parará la infección.

La tos ferina es una enfermedad resistente y puede durar varios meses.

TRANSPIRACIÓN DE LOS PIES
Espolvorea sobre tus pies arcilla verde a la que habrás añadido 5 gotas de aceite esencial de lavanda.

VARICELA

Se trata de una enfermedad infecciosa, por lo general infantil, pero que en ocasiones también puede afectar a los adultos (puede ser muy peligrosa en caso de tomar corticoides o inmunodepresores).

Sobre todo hay que evitar rascarse las vesículas que están llenas de líquido; hay que esperar a que se sequen por sí solas. Tienes que saber que cualquier prurito rascado puede dejar cicatrices de por vida.

Durante el periodo febril, que dura unas cuarenta y ocho horas, aplica sobre el bajo vientre de dos a tres veces al día, durante una hora, cataplasmas frías de arcilla verde.

Para el resto del tratamiento, sigue la prescripción del médico, tomando cuatro veces al día: 2 g de Dulcarama 4 CH, para evitar los picores.

VARICES

Se observa esta dilatación anormal de las venas en las mujeres que han tenido varios hijos, o en las personas que ejercen un trabajo en el que están de pie de manera prolongada o que padecen artritis o enfermedades infecciosas.

Aparte de un régimen alimenticio específico y caminar de manera moderada, se recomienda una cura de ajo y de limón (1 diente de ajo machacado y mezclado con el zumo de un limón) dos veces al día (por la mañana antes del desayuno y por la noche al acostarse) en primavera y en otoño.

Toma baños de agua fría con agua arcillosa de arcilla verde (3 cucharadas soperas por litro de agua) realizando fricciones en las piernas, siempre desde abajo hacia arriba en dirección al corazón.

Los envoltorios de cataplasmas tibias de arcilla de un centímetro de espesor te aportarán, un alivio importante, y en algunos casos, una reabsorción notable de las varices.

VERRUGAS

Elabora un emplasto con arcilla verde mezclada con dientes de ajo machacados (de 3 a 5); la cantidad dependerá del número de verrugas que haya que tratar y procede de la siguiente manera:

1. Pon una capa espesa sobre cada verruga y cúbrelo con un trozo de gasa estéril.
2. Deja actuar durante una hora como mínimo. El ligero picor que sentirás es normal, ya que se debe al ajo.
3. Repite la operación durante varios días hasta que desaparezcan las verrugas.

Ofrece al placer tu bello cuerpo lánguido en el que la llama del deseo es alimentada por la arcilla. Me burlo de esos amantes doloridos y ariscos cuyo amargo furor se irrita y se nutre de la espuma de sus bocas.

Henri de Régnier

El niño es la arcilla; la madre, el alfarero.

Proverbio tadjik

No alcéis tan alto a vuestros ídolos de arcilla. El amor de esos dioses no es más que polvo.

Pierre-Jules Sthal

BELLEZA

CABELLO GRASO

En nuestras grandes ciudades, donde el aire está contaminado por los gases de la combustión y por otros humos de las fábricas periféricas, nuestros cabellos, captadores involuntarios de todos estos residuos, tienen una desagradable tendencia a volverse grasos.

Generalmente, el cabello graso se debe a una producción excesiva de las glándulas sebáceas. Este exceso de sebo (materia destinada en un principio a lubricar y proteger el cabello) hace que este se vuelva más fino y graso, y acabe cayéndose.

Con el adecuado tratamiento interno, se puede regular el exceso de andrógenos, pero puedes empezar a atajar el problema con un tratamiento externo: aplícate, dos veces por semana como máximo, una mascarilla de arcilla verde sobre el cabello y mantenla durante toda la noche (con un gorro protector de tela como el que usan los cocineros o el personal hospitalario para no manchar la almohada).

Si es demasiado tarde y ya has entrado en el bucle en el que cuanto más lavas el cabello (con agua habitualmente cargada de metales pesados) más graso se vuelve, lo único que puedes hacer para detener esta espiral infernal es elaborar una pasta líquida de arcilla verde, aplicarla sobre tu cabello y dejarla actuar durante media hora aproximadamente. Hay que realizarlo durante cinco días dos veces al mes.

Completa el tratamiento con los siguientes pasos:

1. Haz una decocción de boj de aproximadamente 1 o 1,5 litros, y déjala reposar antes de filtrarla.
2. Aclárate la cabeza con agua mineral (o de manantial) para eliminar la arcilla y después fricciona el cuero cabelludo con el agua de boj.
3. Deja secar el cabello al aire o frotándolo delicadamente con una toalla de algodón.

Otros tratamientos externos que te pueden ayudar con los problemas de cabello graso:

Mascarilla de arcilla verde especial cabellos grasos
- » 6 cucharadas soperas de arcilla verde
- » 2 cucharaditas de café de vinagre
- » 2 pellizcos de sal marina

1. Mezcla todos los ingredientes con agua de manantial para obtener una pasta de fácil manejo, sin que sea, sin embargo, demasiado líquida.
2. Aplica esta mascarilla sobre todo el cuero cabelludo y déjala puesta durante veinte minutos antes de aclarar

abundantemente. Un poco de vinagre en el agua de aclarado aportará brillo a tus cabellos.

O bien:

1. Mezcla arcilla verde con sal marina fina (¼ de la cantidad de arcilla) y con agua mineral (o de manantial), de manera que obtengas una pasta medianamente espesa de la consistencia de un champú.
2. Lávate el cabello con este preparado, y déjatelo puesto cinco minutos.
3. Aclárate con agua desmineralizada a la que le habrás añadido vinagre.

Repite la operación solamente dos veces a la semana.

CAÍDA DEL CABELLO
Tratamiento indicado principalmente para las mujeres

Al mismo tiempo que tomas la medicación específica prescrita por tu médico, sigue durante tres meses, una o dos veces por semana, el tratamiento externo que explico a continuación.

Moja el cuero cabelludo y aplica una pasta de arcilla verde compuesta de los siguientes ingredientes:

- » 2 cucharadas soperas de arcilla verde
- » 1 cucharada sopera de aceite de oliva
- » 1 yema de huevo
- » 1 cucharada sopera de miel

Recubre tu cabeza con un trapo caliente. Deja actuar media hora, después aclara con agua suave (filtrada) y luego lávate con un champú de arcilla. Aclara de nuevo con agua suave.

DIENTES BLANCOS

Utiliza arcilla verde aireada como dentífrico dos veces por semana, confeccionando una pasta más bien blanda a la que añadirás 1 o 2 gotas de aceite esencial de clavo, que, además de tener propiedades antisépticas y antibacterianas, refresca notablemente el aliento.

Otra fórmula consiste en mezclar con agua mineral (o de manantial) 3 cucharaditas de café de arcilla verde y 1,5 de bicarbonato de sodio y también el polvo de dos clavos que previamente habrás triturado.

Mézclalo todo hasta obtener una pasta de consistencia similar al dentífrico.

DESODORANTE

Con la ayuda de un disco desmaquillador, date en las axilas con un poco de arcilla extrafina. Como desodorante natural, ¡es lo ideal!

LOCIÓN EXFOLIANTE

- » 40 g de raíz de lirios en polvo
- » 2 cucharadas soperas de arcilla blanca
- » ¼ de leche de avena

1. Mezcla la arcilla y la raíz de lirios.
2. Añade 3 cucharadas soperas de leche de avena hasta obtener una pasta untuosa.

3. Exfolia el rostro por medio de masajes circulares al tiempo que lo humedeces con la leche de avena.
4. Aclara abundantemente.

MASCARILLAS

Antes de aplicar cualquier tipo de mascarilla sobre la piel, te recomiendo que humedezcas tu rostro con vapor de agua. Lo puedes hacer fácilmente hirviendo agua en una cazuela y vertiéndola luego en un recipiente de cristal.

Coloca el rostro por encima del recipiente con la cabeza totalmente cubierta por una toalla hasta los hombros, como harías para una inhalación. De este modo los poros se abrirán, preparados para recibir todos los beneficios de la arcilla.

Mascarilla exfoliante

1. Mezcla 1 cucharadita de café de arcilla verde aireada con 1 cucharadita de café de miel de lavanda.
2. Aplica esta pasta sobre el rostro y déjala actuar veinte minutos.
3. Aclara con agua de manantial o floral de rosas, y seca tu piel delicadamente sin frotar.

Repite la operación dos veces a la semana. Recuperarás una piel de bebé libre de todos los granitos subcutáneos debidos a un exceso de sebo.

Mascarilla de arcilla verde especial para pieles grasas
Purificante
» 5 cucharadas soperas de arcilla verde
» 2 cucharadas soperas de aceite de avellanas

1. Mézclalo todo con agua mineral (o de manantial) para obtener una pasta homogénea.
2. Aplícala sobre todo el rostro y el cuello (excepto en el contorno de los ojos) durante treinta minutos.
3. Aclara abundantemente con agua fresca.

Mascarilla de arcilla blanca especial para pieles secas
Revitalizante
» 4 cucharadas soperas de aceite de zanahoria
» 6 cucharadas soperas de arcilla blanca

1. Mézclalo todo con un poco de agua mineral (o de manantial) y ponte esta «pomada» durante veinte minutos sobre rostro y cuello, evitando el contorno de los ojos.
2. Aclara con agua fresca.

Tonificante
» 1 aguacate bien maduro
» 2 cucharadas soperas de arcilla blanca
» Agua de rosas

1. Mézclalo todo con agua de rosas para obtener una mezcla de consistencia untuosa, aplícatelo y déjalo actuar durante veinte minutos.
2. Aclara con agua fresca.

Mascarilla de arcilla blanca especial para pieles arrugadas
» 1 plátano bien maduro
» 2 cucharadas soperas de arcilla blanca
» Agua de rosas

1. Mezcla los dos ingredientes con agua de rosas hasta obtener una mezcla untuosa y lo suficientemente consistente para aplicarla sobre el rostro y el cuello (excepto en el contorno de los ojos) durante quince minutos.
2. Aclara con agua fresca.

Mascarilla de arcilla verde antiarrugas
- » 2 cucharadas soperas de arcilla verde
- » 2 cucharaditas de café de aceite de germen de trigo, de almendras dulces o de maíz (a tu elección)

1. Mezcla la arcilla verde con el aceite de tu elección.
2. Si esta pasta resulta demasiado densa, añade un poco de agua mineral (o de manantial) hasta que obtengas la consistencia deseada.
3. Extiende esta pasta sobre tu rostro teniendo cuidado de evitar el contorno de los ojos y de la boca.
4. Déjala actuar de quince a veinte minutos y después aclara (empieza con agua tibia y termina con agua fría).
5. Sécate el rostro a golpecitos con la ayuda de una toalla.
6. Efectúa este tratamiento dos veces por semana.

Mascarilla desintoxicante de arcilla rosa o azul especial para pieles apagadas
- » 2 cucharadas soperas de arcilla rosa o azul
- » Agua de rosas

1. Mezcla la arcilla con el agua de rosas.
2. Aplica la mascarilla sobre el rostro y el cuello durante veinte minutos y después aclara con agua fresca.

Mascarilla de arcilla blanca especial para el contorno de ojos
- » 3 cucharadas soperas de arcilla blanca
- » Agua floral de aciano

1. Mezcla la arcilla con el agua floral de aciano.
2. Aplica la mezcla obtenida sobre el contorno de los ojos durante diez minutos.
3. Después del aclarado, nutre tu piel con una crema hidratante especial contorno de ojos.

Mascarilla limpiadora de arcilla blanca para pieles mixtas
- » 1 yema de huevo
- » 1 cucharada sopera de queso blanco
- » 1 cucharada sopera de arcilla blanca

1. Mezcla los tres ingredientes.
2. Aplica la mezcla, consistente y untuosa, sobre todo el rostro y el cuello (excepto en el contorno de los ojos) durante veinte minutos.
3. Aclara con agua fresca.

Mascarilla purificante de arcilla roja para pieles mixtas
- » 3 cucharadas soperas de arcilla roja
- » 2 cucharadas soperas de agua de azahar
- » 1 cucharada sopera de aceite de germen de trigo

1. Mezcla todos los ingredientes para obtener una pasta que aplicarás durante treinta minutos sobre todo el rostro y el cuello (excepto en el contorno de los ojos).
2. Aclara con agua fresca.

Mascarilla de arcilla verde para pieles normales

- » 3 cucharadas soperas de arcilla verde
- » 4 cucharadas (de café) de yogur natural
- » 2 cucharadas soperas de miel
- » ¼ de plátano bien maduro

1. Mezcla todos los ingredientes para obtener una pasta untuosa que aplicarás sobre el rostro y el cuello (excepto en el contorno de los ojos) durante treinta minutos.
2. Aclara con agua fresca y tibia.

Mascarilla de arcilla verde anticaspa

- » 6 cucharadas soperas de arcilla verde
- » 1 cucharada sopera de aceite de avellanas
- » 3 gotas de aceite esencial de limón
- » 3 gotas de aceite esencial del árbol del té

1. Mezcla todos estos ingredientes con agua mineral (o de manantial) hasta obtener una pomada untuosa.
2. Aplica la mascarilla durante treinta minutos sobre el cuero cabelludo.
3. Lávate el cabello con un champú suave.

Mascarilla reafirmante

- » 1 o 2 cucharadas de arcilla verde aireada
- » Agua floral de aciano o camomila

1. En un recipiente de cristal, vierte aproximadamente 25 cl de agua mineral (o de manantial), a la que le añadirás la arcilla.

2. Mézclalo hasta obtener una especie de emplasto ligeramente cremoso. Rectifica la cantidad de arcilla si fuese necesario.
3. Aplica una capa de unos dos centímetros de espesor de esta «crema» sobre tu rostro (excepto en los ojos) y recubre con una gasa.
4. Deja reposar una hora aproximadamente. El tejido conjuntivo se tonificará, las glándulas sebáceas se normalizarán y toda la función cutánea mejorará; ¡tu rostro aparecerá visiblemente rejuvenecido!
5. Aclara con agua floral de aciano o de camomila y sécate dándote golpecitos en el rostro con una toalla limpia de algodón.

Creo que para el escritor, el ordenador es la herramienta ideal… En el fondo es como el trabajo del alfarero. ¿Qué es lo que hace? Toma un trozo de barro, de greda, de arcilla, y lo coloca así. Y después empieza a trabajar sobre esta masa. Creo que con el ordenador las cosas pasan de una manera muy parecida, es todo. Uno tiene una idea y esta idea se presenta de una forma. Si se queda ahí en su cabeza para corregirla como se tenía que hacer antes con la escritura, o incluso con la máquina de escribir, eso es; y si se pone la idea tal cual se presenta y después… y después se trabaja sobre el barro, sobre la greda. Se quita, se añade… se elimina… Corregir con el ordenador es esto, es el trabajo del alfarero.

JOSÉ SARAMAGO

Hay que consumir un poco de arcilla de vez en cuando, una cierta cantidad si uno quiere equilibrar su salud; la carencia de arcilla es la causa de todo tipo de enfermedades.

E. CAYCE

LA ARCILLA..., ¡PRÁCTICA!

» La arcilla también se puede utilizar para curar a nuestras mascotas cuando padecen diarreas, abscesos, problemas articulares, fracturas, heridas abiertas o pruritos. A título preventivo, se puede añadir arcilla en el agua que beben para luchar contra las epidemias.
» En los establos y en los boxes de los caballos, espolvorear arcilla sobre las paredes y el suelo después de haber limpiado bien el lugar es un excelente medio para sanear el entorno; no te olvides de añadirla a la arena higiénica de tus mascotas.
» Y además, la arcilla roja es utilizada en la fabricación de tejas debido a que es muy poco absorbente.
» Un puñado de arcilla verde colocada en el frigorífico quitará todos los olores incómodos.
» La arcilla constituye un procedimiento ecológico y eficaz para limpiar las cazuelas, la vajilla, el esmalte, el acero inoxidable, etc. Es suficiente con preparar una pasta a base de agua y arcilla verde. Para no rallar los

utensilios y las superficies, elige una arcilla de calidad que no contenga arena.
- » Para sanear los cajones, los armarios empotrados y los roperos, pon en su interior terrones de arcilla rociados con unas gotas de aceite esencial de lavanda, y se acabaron los malos olores.
- » Para limpiar el suelo, hay un método ecológico y económico muy efectivo. Vierte unos 50 cl en cinco litros de agua antes de utilizar este agua para las labores de limpieza y espera a que la arcilla esté bien disuelta.
- » Cuando plantes arbustos en tu jardín, puedes cubrir las raíces con arcilla. Una vez que hayas cavado el agujero, vierte un poco de agua arcillosa y procede a plantar.
- » Para una tierra muy ácida, siembra de tres a cuatro veces al año gránulos de arcilla verde en el mismo suelo.
- » Si localizas en una rama o en un tronco de árbol una muesca, prepara una pomada, bastante espesa pero que sea fácil de trabajar, a base de arcilla verde y agua, y aplícala en el lugar dañado. Déjala actuar de diez a quince días y renuévala hasta que cicatrice totalmente.

¡CUIDADO CON LAS CAÑERÍAS!

No viertas los restos de agua arcillosa o de pasta de arcilla en el lavabo, en el fregadero o en los baños, ya que a la larga atascarías las cañerías, debido a que la arcilla compactada formará un tapón. Puedes fabricar una especie de colador fino (reja metálica + gasa) y ponerlo sobre el desagüe del lavabo o de la bañera para filtrar el agua y retener el exceso de arcilla.

El niño es como la arcilla de la que se hacen buenos y malos cántaros.

Proverbio ruandés

Hay que moldear la arcilla mientras está húmeda.

Proverbio peul

La madera de la escultura ya no es la madera del árbol; el mármol esculpido ya no es el mármol de la cantera; el oro fundido, cincelado, es un metal inédito; el ladrillo cocido y moldeado no guarda relación con la arcilla del gredal.

«La vida de las formas y elogio de las manos»

CONCLUSIÓN

Numerosas investigaciones científicas han establecido que nuestra alimentación es cada vez más pobre pues, transformada, almacenada en malas condiciones o mal cocinada, constituye una de las causas principales de un buen número de enfermedades.

Esta carencia de vitaminas y sales minerales puede combatirse consumiendo arcilla por vía interna.

Si dudas de la eficacia de la arcilla, ¡pruébala! Hazlo de siguiente manera:

- » Hazte un análisis sanguíneo.
- » Realiza una cura interna de un mes.
- » Hazte un nuevo análisis y podrás comprobar que el número de glóbulos rojos ha aumentado.

Tu sangre será más rica y el funcionamiento del hígado y de los riñones mejorará progresivamente.

Ya en los años cincuenta, el doctor Laborde, profesor en la Facultad de Farmacia de la Universidad de Estrasburgo, se expresaba en estos términos:

> *La tierra curativa, tomada asidua o periódicamente, es el don purificante, vivificante, compensador y curativo, propiedad esencial de la naturaleza. Es un poderoso dinamógeno que restablece un equilibrio estable, despertando la actividad de las glándulas deficientes.*
>
> *Pone trabas a los cultivos microbianos, los mata y aumenta la actividad del fermento diastásico que existe en todas las células y los productos de secreción del organismo.*
>
> *Está dotada del poder de absorber los productos de la inflamación y activa la excreción de las materias fecales.*
>
> *La tierra curativa restablece la capacidad de resistencia, aumenta la alegría y la felicidad en el trabajo.*

ÍNDICE

Introducción	9
Salud	29
Belleza	69
La arcilla…, ¡práctica!	81
Conclusión	85